Héctor Bizueto Rosas
Hugo Alonso Pérez
Noemi Antonia Hernández

**Técnica quirúrgica simple de resolución en la enfermedad
ateromatosa**

AF153162

Héctor Bizueto Rosas
Hugo Alonso Pérez
Noemi Antonia Hernández

Técnica quirúrgica simple de resolución en la enfermedad ateromatosa

Enfermedad carotídea

Editorial Académica Española

Impressum / Aviso legal

Bibliografische Information der Deutschen Nationalbibliothek: Die Deutsche Nationalbibliothek verzeichnet diese Publikation in der Deutschen Nationalbibliografie; detaillierte bibliografische Daten sind im Internet über http://dnb.d-nb.de abrufbar.

Alle in diesem Buch genannten Marken und Produktnamen unterliegen warenzeichen-, marken- oder patentrechtlichem Schutz bzw. sind Warenzeichen oder eingetragene Warenzeichen der jeweiligen Inhaber. Die Wiedergabe von Marken, Produktnamen, Gebrauchsnamen, Handelsnamen, Warenbezeichnungen u.s.w. in diesem Werk berechtigt auch ohne besondere Kennzeichnung nicht zu der Annahme, dass solche Namen im Sinne der Warenzeichen- und Markenschutzgesetzgebung als frei zu betrachten wären und daher von jedermann benutzt werden dürften.

Información bibliográfica de la Deutsche Nationalbibliothek: La Deutsche Nationalbibliothek clasifica esta publicación en la Deutsche Nationalbibliografie; los datos bibliográficos detallados están disponibles en internet en http://dnb.d-nb.de.

Todos los nombres de marcas y nombres de productos mencionados en este libro están sujetos a la protección de marca comercial, marca registrada o patentes y son marcas comerciales o marcas comerciales registradas de sus respectivos propietarios. La reproducción en esta obra de nombres de marcas, nombres de productos, nombres comunes, nombres comerciales, descripciones de productos, etc., incluso sin una indicación particular, de ninguna manera debe interpretarse como que estos nombres pueden ser considerados sin limitaciones en materia de marcas y legislación de protección de marcas y, por lo tanto, ser utilizados por cualquier persona.

Coverbild / Imagen de portada: www.ingimage.com

Verlag / Editorial:
Editorial Académica Española
ist ein Imprint der / es una marca de
OmniScriptum GmbH & Co. KG
Heinrich-Böcking-Str. 6-8, 66121 Saarbrücken, Deutschland / Alemania
Email / Correo Electrónico: info@eae-publishing.com

Herstellung: siehe letzte Seite /
Publicado en: consulte la última página
ISBN: 978-3-659-10085-7

Bizueto-Rosas H y cols.

Bizueto-Rosas H y cols.

Colaboradores.

Dr. Flores-Izar Francisco Javier

Médico residente del 3er año de Angiología, UMAE Dr. Antonio Fraga Mouret, Centro Medico La Raza. Instituto Mexicano del Seguro Social.

Dr. Baeza-Galván Bibiana Isabel

Médica residente del 3er año de Angiología, UMAE Dr. Antonio Fraga Mouret, Centro Medico La Raza. Instituto Mexicano del Seguro Social.

Dr. Gómez-Calvo Carlos Daniel

Médico residente del 2o año de Angiología, UMAE Dr. Antonio Fraga Mouret, Centro Medico La Raza. Instituto Mexicano del Seguro Social.

Dr. Serrato-Auld Roberto Carlos

Médico de Base, Adscrito al servicio de Angiología, UMAE, Dr. Antonio Fraga Mouret, Centro Médico La Raza, Instituto Mexicano del Seguro Social

Técnica quirúrgica simple de resolución en la enfermedad ateromatosa extracraneal carotidea.

Introducción.

Los factores de riesgo en la cirugía vascular para trombosis o reestenosis de un vaso son lesión de las capas de los vasos, hiperplasia miointimal, recidiva arterioesclerótica, la estenosis residual, el número de anastomosis y el tiempo de pinzamiento.[1]

Un mayor tiempo quirúrgico al llevar a cabo la disección de los vasos, disecar la placa de ateroma, efectuar varias anastomosis, predispone a infección del sitio quirúrgico;[2] lo anterior es de vital importancia sobretodo, en la cirugía de carótidas, cuando se tiene que efectuar la plastia del vaso con la colocacion de parche.

Ha aumentado la frecuencia de ateroesclerosis en nuestra población que es cada vez más longeva, hipertensa, obesa y diabética y también gracias a la detección cada vez mayor de la misma.

Ateroesclerosis.

De acuerdo a los datos reportados por el Instituto Nacional de Estadística y Geografía (INEGI) en México la esperanza de vida se ha incrementado en forma considerable; en 1950 era para las mujeres de 50 años y en los hombres de 45 años; ya en el año 2000 en las mujeres era de 77 y en los hombres de 72 años; se calcula que para el año 2030, aumente en una década. [3]

Este importante cambio de la esperanza de vida se ha asociado a un incremento en la incidencia de enfermedades oncológicas y degenerativas dentro de las cuales la más importante es la ateroesclerosis.

Una de las causas más importante en México y el mundo de morbimortalidad es la ateroesclerosis y sus complicaciones como el infarto agudo de miocardio, muerte súbita, arritmias malignas, accidente vascular cerebral, aneurismas aórticos, etcétera.

En el ser humano, entre las regiones arteriales más propensas a la ateroesclerosis se encuentran las arterias carótidas, las arterias coronarias, la aorta abdominal y el sector arterial ilio-femoral.

La cardiopatía isquémica se asocia a enfermedad vascular periférica o carotídea en un 30 a 35% aproximadamente. [3]

En los años venideros nos enfrentaremos en México a un incremento epidémico de esta entidad y sus consecuencias, por lo que es importante se inicien campañas de detección y sobre todo de prevención, lo que implica inversiones muy importantes en el orden económico y en la preparación de recursos humanos para atender adecuadamente a los pacientes potenciales en todo el país, y no solo la prevalencia de esta patología sino sus complicaciones.

La causa más común de obstrucción de las arterias carótidas es la ateroesclerosis; sin embargo, existen otras causas como las obstrucciones extra arteriales, la reestenosis postcirugía o postangioplastía.

Debido a lo anterior, a la inversión de la pirámide poblacional (Gráfica 1 INEGI) y a los factores de riesgo que conlleva una sobrevida mayor, el número de cirugías que se tendrán que realizar en el sector salud, aumentará en forma considerable.

De los 80´s al 2000 hubo un despunte en la endarterectomía carotidea (ECA) por ateroesclerosis carotidea; posteriormente vino un descenso importante y ahora con la población adulta cada vez más numerosa, la ECA ha aumentado notablemente.

Bizueto-Rosas H y cols.

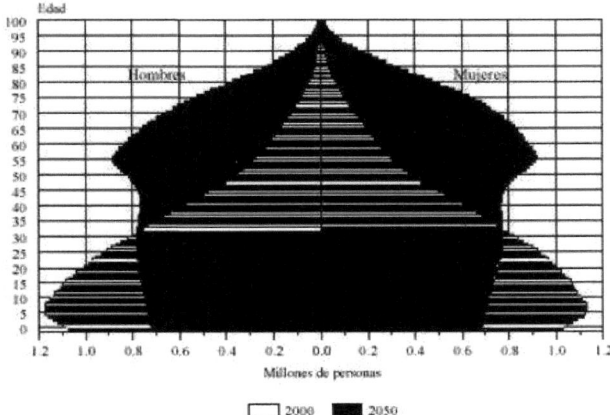

Fuente: estimaciones de poblaciones del Consejo Nacional de Población.

Grafica 1. Pirámide poblacional.

La ateroesclerosis es una enfermedad de las arterias musculares de grande y mediano calibre en cuya etiología se ha mencionado en publicaciones recientes la teoría que postula el origen infeccioso e inmunológico de esta enfermedad por la observación de linfocitos T y el hallazgo de Chlamydia *pneumoniae* en las fases iniciales y avanzadas de la lesión aterosclerótica de acuerdo con reportes seroepidemiológicos y de detección directa.[4] Se caracteriza por disfunción endotelial, inflamación vascular, acumulación de lípidos, colesterol, calcio y detritos celulares dentro de la íntima de la pared vascular.

La enfermedad cerebrovascular de tipo isquémico actualmente es un importante problema de salud pública; a nivel mundial representa la segunda causa de muerte y en México, ocupa el quinto lugar en mortalidad.[5]

- 50% de los ictus dependen de lesiones estenóticas u oclusiones ateroescleróticas a nivel de las arterias carótidas extracraneales.

- 46% de los pacientes mayores de 45 años de edad tienen alteraciones estenóticas hemodinamicamente significativas u oclusivas de la arteria carótida.

- 80% de los pacientes con insuficiencia cerebrovascular presentan alteraciones hemodinamicaente significativas u oclusivas de las arterias pre-cerebrales.

- Más del 50% de los infartos cerebrales se presentan en el territorio carotídeo. [6]

Disfunción endotelial.

El endotelio vascular es el responsable de evitar el daño a la pared vascular, mediante el equilibrio entre la liberación de sustancias proaterogénicas como: tromboxano, angiotensina II, trombina, endotelina, entre muchas y las anti-aterogénicas como el óxido nítrico, serotonina, histamina, prostaciclinas, etc.

Los factores de riesgo vascular, efectos hemodinámicos y algunos productos humorales específicos pueden ocasionar disfunción endotelial, siendo este un proceso sistémico y potencialmente reversible.

El daño ocasionado por la ateroesclerosis, disminución de la disponibilidad de óxido nítrico (NO), flujo turbulento, hipoxia, conducen a la modificación fenotípica de las células endoteliales.[7]

La oxidación de las Lipoproteína de baja densidad (LDL) en el subendotelio es la clave en la injuria vascular.[8]

La disfunción del endotelio es el punto de partida para la formación de la placa ateromatosa carotídea que inicia con el depósito de colesterol y la incorporación de células inflamatorias en la pared vascular;[9] esta disfunción endotelial es favorecida por factores mecánicos, anatómicos (bifurcaciones, angulaciones) o reológicos, que de no actuar oportunamente, la placa ateromatosa evolucionará ocasionando reducción

4

del espesor de la cápsula fibrosa, tornándose vulnerable, es decir, ulcerándose, con hemorragia intraplaca por rotura de la *vasa vasorum*, core lipídico necrótico de gran tamaño, o sea, mayor al 40%, o trombosis in situ.[10]

Al examen histopatológico, la placa llamada vulnerable, contiene abundante infiltrado inflamatorio y de macrofagos,[11] con un aumento de la neovascularización a través de los vasa vasorum.

Se ha observado que estos pacientes con placas vulnerables, muestran valores elevados de proteína C reactiva (PCR: la proteína C puede ser un marcador de ateroesclerosis subclínica, ya que se correlaciona con el grosor íntima-media y con el grado de calcificación de las arterias coronarias), de leucocitos en sangre, metaloproteinasas (Metaloproteinasas de matriz MMPs: la MMP-9 se ha detectado una asociación fuerte de esta entre los niveles y el riesgo de Enfermedad vascular cerebral[12]), enzimas proteolíticas y otros marcadores biológicos.[10] Estos marcadores, íntimamente relacionados con los procesos inflamatorios y de estrés oxidativo, son los mediadores para la transformación de placas no vulnerables en vulnerables.

El Factor de von Willebrand (FvW) es un biomarcador de disfunción endotelial cuya elevación en su concentración se ha asociado con mortalidad por Enfermedad Vascular Cerebral (EVC), enfermedad coronaria (EC) en sujetos sanos y en pacientes con EC establecida.[13]

Fibrinógeno: Los individuos con niveles en el tercil mas alto tienen 2,3 veces más riesgo de EVC respecto al tercil mas bajo. El fibrinógeno es un marcador de ateroesclerosis subclínica relacionado con el espesor intima-media carotideo.[14]

Toda esta respuesta inflamatoria, conlleva una reacción perilesional que involucra desde los planos profundos hasta la capa endotelial, sumado a lo anterior a que se deposita el colesterol en el plano subendotelial, son la causa de que no se logre durante la endarterectomia carotidea, delimitar el sitio de clivaje adecuado para realizar la extracción de la placa entre la media y la íntima y por lo tanto, queden lesionadas las capas musculares y den como resultado, una superficie áspera, trombogénica. Debido a lo anterior a que no solo se trata de una placa de ateroma sobre la superficie del vaso, sino a toda una respuesta inflamatoria global, se ha considerado que el término correcto es el de "enfermedad carotídea" en lugar de "estenosis carotidea." [15]

Ateroesclerosis.

La aterosclerosis humana es un proceso de inflamación crónica (ya que en la aterogénesis se identifican un componente inflamatorio, un componente proliferativo y un componente trombótico), patológico complejo, multifactorial, compuesto de dos fenómenos estrechamente relacionados, el de la acumulación de lípidos **"aterosis"** tanto en la pared como ya lo habíamos mencionado, como en las células (células espumosas) y reacción inflamatoria; y el de la **"esclerosis"** (endurecimiento cicatrizal de la pared arterial), caracterizado por el incremento de miocitos, distrofia de la matriz extracelular, calcificación, necrobiosis y mayor reacción inflamatoria. [16]

La teoría que mejor describe la patogenia de las lesiones ateroescleróticas es la de Ross. [17] Esta teoría denominada de la **lesión/reparación** se refiere a que un exceso de colesterol plasmático lesiona el endotelio vascular y sin embargo, no es esta la causa principal de la lesión, sino la fase o reacción reparadora, la que provoca el desarrollo de la placa ateromatosa, lo que corresponde a la fase cicatrizal (Br J Haematol 1995). [16]

Stary HC y cols. [18-20] basados en estudios post-mortem y posteriormente utilizando los hallazgos histopatológicos, clasificaron la secuencia biopatológica en seis tipos de lesión; lesión inicial o tipo I, en la que existen células espumosas aisladas; existe un crecimiento por acumulo de lípidos en la primera década de la vida y es silenciosa. La segunda etapa lesión tipo II, en la cual existe un acumulo de lípidos intracelulares (mancha grasa), también silenciosa; la tipo III, lesión intermedia, pre-ateromatosa con acumulo de grasa extracelular y células de músculo liso involucrando a una íntima engrosada sin extensión a la capa media o a la adventicia, que se presenta en la tercera década de la vida; la lesión tipo IV que conforma la lesión llamada ateroma; la tipo V, centro lipídico con fibrosis y calcificación (fibroateroma), en donde la IV y la V se consideran lesiones tardías, donde ya hay células espumosas y una cápsula que está compuesta predominantemente por proteoglucanos, que en su fase avanzada está cubierta por colágeno y músculo liso sintético que le da esa estructura fibrosa la cual puede generar una superficie rota o con defectos y se denomina habitualmente "placa rota" considerada como lesión tipo VI, que corresponde a la placa complicada (cuando los macrófagos están llenos de ésteres de colesterol, secretan citoquinas IL-6, PCR, TNF-a, metaloproteinasas, que a su vez, inducen la inflamación vascular, el reclutamiento de células y el debilitamiento de la capa fibrosa). Figura 1. Existen reportes de que la Proteina A asociada al embarazo es una metaloproteinasa que aumenta en las placas rotas, pero no en las estables.[21]

En una revisión posterior por la Asociación Americana de Corazón (AHA) en el 2000, se diseñó una reclasificación de las lesiones ateroscleróticas la cual incluye 8 tipos de lesión, en la que la lesión tipo VI progresa a calcificación *in situ* y se considera como lesión tipo VII, y cuando en éstas no se encuentra un depósito lipídico como tal, se considera una lesión predominantemente fibrótica clasificada como lesión tipo VIII; posteriormente se agregó la lesión tipo IX, la cual corresponde al hallazgo de una arteria ocluida de forma crónica por una placa de ateroma y de tejido conectivo, sin la presencia de trombo reciente en su interior.[20]

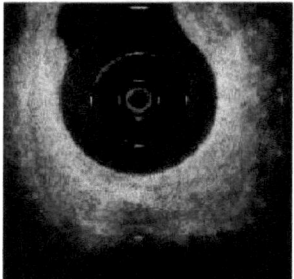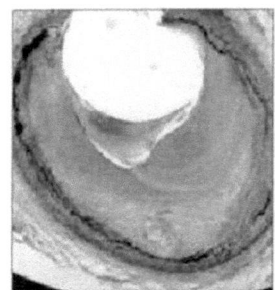

Figura 1. Lesion tipo VI (complicada): defecto de la superficie, hematoma, hemorragia y trombo.

Cheriyang Xu y Joseph Schmitt, Light Lab Imagin Inc.Westford. MA.

Con respecto al territorio de las carótidas, Herisson et al. en el 2011 compararon especímenes de endarterectomías carotídeas y de arterias femorales, encontrando que tan solo el 7% de las placas femorales son de tipo IV o V, a diferencia de las placas carotídeas que correspondían al tipo IV o V en el 75% de los casos; además encontraron que las placas típicas de las arterias femorales por lo general contienen menos calcio, menos colesterol y se encuentran con menos reacción inflamatoria,[20] concluyendo que éstas diferencias podrían tener una explicación desde el punto de vista hemodinámico dadas las características del flujo en los diferentes territorios anatómicos, condicionando que la placa tenga diferentes propiedades y se comporte de manera diferente.[22,23]

La disfunción del endotelio no solo se debe a lo anterior o a factores mecánicos, también es ocasionada por factores como el tabaquismo, hipercolesterolemia y agentes infecciosos entre otros. [19]

Reestenosis.

Otro factor de riesgo que ha cobrado importancia para la trombosis o reestenosis en cirugía vascular además de la lesión de las capas de los vasos, hiperplasia miointimal, recidiva ateroesclerótica, la estenosis residual y el número de anastomosis, es el tiempo de pinzamiento.[10]

Malek y cols. realizaron un estudio prospectivo para identificar los factores de riesgo para reestenosis carotidea en 497 endarterectomias carotideas, con ultrasonido dúplex a los 3, 6,12 y 24 meses y encontraron una reestenosis mayor al 50% del diámetro del vaso en el 14.3% de los pacientes que habían sido sometidos a un pinzamiento mayor a 15 minutos, por lo que realizando un análisis univariado al tiempo de pinzamiento, encontraron una p=0.002 significativa.[10]

Se sabe con la ayuda de ultrasonido intravascular, que en la reestenosis carotidea las reacciones a la lesión de la pared arterial, existen cuatro procesos involucrados: proliferación celular, 1) La íntima aterosclerótica junto con grados variables en la capa media, son removidos, con lo cual la arteria sufre una lesión mecánica en todas sus capas, dejando expuestas la media y los extremos proximal y distal de la íntima a los elementos sanguíneos. Existe exposición de colágeno y factores tisulares promotores de adhesión plaquetaria. Ese acto induce proliferación de músculo liso, migración y síntesis de matriz extracelular. 2) La síntesis de matriz extracelular, es un rasgo de los tejidos intimales reestenóticos con aparición de células de músculo liso en una matriz rica en proteoglicanos. 3) A pesar de un adecuado control, en la lesión arterial ocurren cantidades variables de trombosis no oclusiva. El trombo inicial, puede posteriormente formar parte de la íntima en su proceso de restauración, al momento de organizarse y 4) Existe una remodelación de la pared arterial, sin que necesariamente influyan los tres mecanismos antes mencionados. De igual forma estudios con ultrasonido han demostrado una respuesta proliferativa y fibrótica afectando a la elástica externa y a la adventicia. [24]

La reestenosis está relacionada en el primer mes, frecuentemente con problemas quirúrgicos. Los dos primeros años posteriores a la cirugía con la hiperplasia miointimal en un 70% (Current Therapy in Vascular Surgery. 2001); posterior a dicho periodo se considera que la causa de la reestenosis es por progresión de la enfermedad aterosclerosa (Rutherford's Vascular Surgery. 2000).[24]

Bizueto-Rosas H y cols.

Existen reportes de reestenosis carotidea post-endarterectomia que van del 1 hasta el 40% con un promedio del 6%.

Otro factor de alto riesgo en la endarterectomia carotidea es el tiempo de pinzamiento de la circulación cerebral; en el paciente quirúrgico el tiempo de pinzamiento ideal es menor o igual a 20 minutos, con un rango de 10 a 28.4 ±8.5 minutos.[25] Aunado a lo anterior hay que agregar que no contamos generalmente en nuestra unidad con neuroanestesiologos o anestesiólogos cardiovasculares, por lo que reducir el tiempo de pinzamiento es de vital importancia.

Elongaciones arteriales (Dolicoarterias, Kinkings, Bucles).

Las elongaciones arteriales tienen como factor etiológico, la herencia, ateroesclerosis, hipertensión arterial y la edad.

El 14% de la población nace con dolicoarterias.

El grado de dolicidad de las arterias ocasiona hipoperfusión del territorio afectado lo cual puede ser comprobado con Doppler transcraneal o Tomografía computarizada de emisión por fotón único (SPECT: single photon emission computerized tomography), esto aunado a estenosis no significativas, son motivo de resolución quirúrgica.

Eversión carotidea (ECE).

La técnica de Cooley Endarterectomia carotidea por eversión (ECE), está bien demostrado que presenta menos frecuencia de reestenosis posoperatoria 0.3-1.9%, [26] con respecto a la arteriotomía longitudinal con cierre primario (3.1-13.8%) o con parche (0.5-4.3%). [27]

Esta técnica de endarterectomia por eversión (ECE) realizada por primera vez por el doctor Denton Cooley en 1956 [28] y que por lo mismo se le conoce como técnica de Cooley, consiste en realizar la transección transversal del origen de la arteria carótida interna (ACI), abarcando toda su circunferencia, con la posterior eversión de la adventicia y de la media. Al realizar este procedimiento, la placa en forma de tubo de ateroma de la ACI es expulsado. Posteriormente se realiza la endarterectomía de la arteria carótida común (ACC) mediante la técnica clásica. Finalmente se reanastomosa el bulbo de la ACI en la bifurcación.[10] (figura 2 Endarterectomia por eversión)

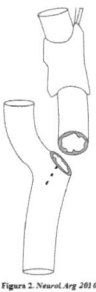

Figura 2. Neurol Arg 2010

No es necesario con esta técnica, realizar la plastia del vaso con la colocación de parche. Durante el procedimiento quirúrgico, mientras se elimina la placa ateromatosa, es necesario detener la circulación a nivel de la ACI intervenida. Esto puede realizarse con o sin shunt; sin embargo hay que mencionar que con ésta técnica en caso de requerir de u un dispositivo de derivación del flujo sanguineo (shunt), resulta difícil la colocación del mimso, hasta no retirar la placa de ateroma.

Además hay que hacer notar que una de las desventajas o complicaciones del empleo del shunt (pues si bien por un lado el shunt brinda más tiempo quirurgico al cirujano y funciona como un sistema protector cerebral para disminuir el riesgo de stroke isquémico por el pinzamiento), está descrito que la mayoría de los strokes isquémicos relacionados con la EC se producen por embolización de partículas adheridas a la pared arterial y no por hipoflujo, y que la colocación del shunt podría favorecer la embolización como también la ocurrencia de disecciones.

***Shunting.* "to shunt or not to shunt."**

El shunt o dispositivo derivativo, debe asegurar un flujo adecuado, por lo que no debe ser muy largo o de diámetro interno estrecho.

Actualmente existen pocos estudios aleatorizados que evalúan el beneficio potencial del shunting, los cuales no han mostrado una tendencia estadísticamente significativa a la reducción del riesgo de stroke o muerte perioperatoria, por lo tanto, no pueden realizarse recomendaciones respecto del uso de shunt durante la endarterectomia carotidea, como lo mencionó en su artículo Gumerlock MK y Neuwelt EA. *"to shunt or not to shunt."* [29,30]

Proponemos la realización de una técnica quirúrgica simple en la enfermedad ateromatosa extracraneal de las arterias carótidas que además presentan elongación arterial ya sea de la carótida interna y/o de la carótida común, rápida, con menos tiempo de pinzamiento con una sola anastomosis vascular, realizada en forma transversal oblicua con la técnica de Cooley y en otros casos, cuando la placa de ateroma se prolonga hacia la externa y carótida común, con una mínima extensión, se empleó la técnica que se podría nombrar como de Cooley mofidicada o sea, la transección tranversal oblicua de la bifurcación carotidea, para poderlas disecar en forma adecuada,

Dicha técnica simple que desarrollamos, consiste en que en los pacientes con elongaciones (dolicidad) de las arterias carótidas y placas de ateroma con estenosis sintomáticas o problemas de perfusión cerebral por las dos situaciones, se les realice la resección del segmento afectado con una sola anastomosis término-terminal y/o una mínima disección de la placa de ateroma cuando no se puede involucrar en la resección arterial o cuando involucra la carótida común o la carática externa.

La anastomosis termino-terminal de la carótida interna a la bifurcación carotidea, se realiza en forma oblicua, de igual forma que en la técnica por eversión de Cooley.

En este tipo de cirugía prescindimos de el tiempo quirúrgico en llevar a cabo la endarterectomia de la carótida interna, de la realización de una angioplastia consistente en la colocación de un parche que conlleva más tiempo quirúrgico y riesgo de sangrado; por consiguiente se evita un mayor tiempo de pinzamiento con interrupción del flujo cerebral; se evita el riesgo de trombosis del área cruenta o del mismo parche, además no debemos olvidar que existen reportes de infección del parche, cuya frecuencia puede aumentar por el mayor tiempo de exposición abierta del área quirúrgica y no solo por el uso de este. (0.1-1.1%).[27]

Los hematomas e infección de la herida quirúrgica, complicaciones que se presentan en la cirugía convencional con una frecuencia respectivamente de 5.5% y 1.9%, son complicaciones menos esperadas al realizar una sola anastomosis.

Para determinar si el grado de dolicidad, aunado a las placas de ateroma con una estenosis no significativa ocasionaba alteraciones en la perfusión cerebral y era quirúrgico, o sea, que estaban causando hipoperfusión cerebral, como ya lo habíamos mencionado, se solicitó a los pacientes un estudio de perfusión cerebral por Tomografía computarizada de emisión por fotón único (SPECT) del hemisferio involucrado, demostrando la disminución del flujo sanguíneo cerebral, además de la clínica.

Al resecar el seno carotideo (situación que se presenta con nuestra técnica quirugicas, pues se extrae la porción de la arteria dólica, dañada por ateroma) puede traer como consecuencia trastornos hemodinámicos, pues éste regula la presión al ser barorreceptor y para que la presión arterial se pueda mantener dentro de sus límites normales requiere de receptores de presión o mecanorreceptores especializados conocidos como barorreceptores, que son receptores que responden ante el estiramiento y

Bizueto-Rosas H y cols.

se encuentran localizados en el cayado aórtico y ambos senos carotídeos se encuentren integros, por lo que es de suma importancia tener esto en cuenta, aun cuando la sensibilidad de los barorreceptores disminuye con la edad. [31]

Seno carotideo **(llave del sueño).**

El seno carotideo: (Figura 3) es una pequeña dilatación del tracto de salida de la arteria carótida interna, en la bifurcación de la carótida común (en carótida interna y externa) y a nivel del cartílago tiroides. En él se localizan un gran número de barorreceptores, terminaciones nerviosas del noveno par craneal (glosofaríngeo), sensibles a las distintas variaciones de la presión sanguínea que determinan la distensión o no del vaso. Las fibras nerviosas que parten de estos barorreceptores se unen a las procedentes del cuerpo carotídeo, formando el nervio del seno carotídeo y el del cayado de la aorta.

Regulación de la presión: al igual que el arco aortico sirven como barorreceptores; las terminaciones nerviosas ubicadas en la pared de estos vasos son estimuladas cuando aumenta la presion arterial; las fibras aferentes del seno carotideo ascienden en el nervio glosofaringeo y terminan en el nucleo solitario (sensitivo) que tiene conexion con el nucleo dorsal (motor parasimpatico) del nervio vago. La activacion de este recorrido, disminuye la frecuencia cardiaca. Al mismo tiempo, fibras reticulo-espinales descienden hasta la medula espinal e inhiben la eferencia simpatica preganglionar hacia el corazon y las arteriolas cutaneas. El efecto combinado de la estimulacion de la accion parasimpatica sobre el corazon y la inhibicion de la accion simpática sobre el corazon disminuye su frecuencia y la fuerza de contracción, y la resistencia periférica de los vasos sanguineos. En consecuencia, la presion arterial cae.[32] Asi la presion arterial de un individuo es modificada por la informacion aferente recibida desde los barorreceptores. [31]

Existen características importantes que diferencian a los barorreceptores que se encuentran en el seno aórtico con respecto al carotídeo y que les confieren una cualidad específica. Los barorreceptores del seno

Bizueto-Rosas H y cols.

aórtico se encuentran generalmente en la unión de la túnica media con la túnica externa del vaso.[33] La presión umbral o inicial es de 95 mmHg, y su curva de presión arterial (PA) tiende a ir a la derecha, lo que indica menor sensibilidad ante cambios mínimos de PA pero sí ante cambios máximos y súbitos como mecanismo antihipertensivo.[34] En el seno carotídeo, existe una menor cantidad de fibras de músculo liso y una mayor cantidad de colágeno y fibras elásticas (86% frente al 74% del resto de la carótida). La presión a la que comienzan a responder es de 60 mmHg y alcanza su máximo a una presión intraluminal de 175-200 mmHg, lo que confiere un mecanismo neuroprotector.[34]

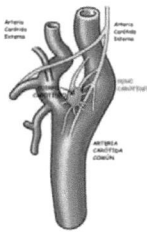

Figura 3. Seno y cuerpo carotideo.

Fallo barorreceptor:

Hipertensión, taquicardia, labilidad emocional, cefalea, hipotensión y flushing cutáneo.

El fallo barorreceptor (FB) se caracteriza por la presencia de hipertensión arterial. Taquicardia, labilidad emocional, cefalea, hipotensión y flushing cutáneo. Se ha descrito en pacientes después de radioterapia, endarterectomia carotidea bilateral, resección bilateral de paragangliomas carotideos. La explicación fisiológica es la interrupción del arco aferente desde los los barorreceptores en los cuerpos carotideos hasta el nucleo del tracto solitario en la región dorsal del bulbo carotideo, causada por la lesión bilateral de los nervios glosofaríngeos.[35]

15

El aumento de la enfermedad ateroesclerosa extracraneal y su mayor detección por la mejoría en los métodos diagnósticos, implica mejoras en su tratamiento y prevención.

Endarterectomia carotidea:

Estándar de Oro.

La endarterectomía carotídea: **"Un campeón cincuenta años"** (Friedman SG. *J Vasc Surg* 2001).

El patrón estándar, universalmente aceptado para la remoción del material ateroesclerótico del interior de la bifurcación carotídea, es la endarterectomía carotídea (EC).

La endarterectomia carotidea logra de una forma económica y efectiva la resolución de un problema grave: el accidente tromboembólico cerebral (Rizzardi JL et al. 4to. Congreso Virtual de Cardiología Octubre 2005). Esta técnica, ha vencido la prueba del tiempo y aún en la actualidad se mantiene como la de elección para la gran mayoría de los casos. A pesar de los anterior, este proceder ha estado sujeto a múltiples controversias científicas relacionadas con las indicaciones, la anestesia, el tipo de arteriotomia y el tipo de cierre, el uso de shunt, etcétera. [36]

La ateroesclerosis extracraneal afecta en más del 60% de los casos, la porción cervical de los vasos cerebrales, territorio afortunadamente, de fácil acceso quirúrgico.

La endarterectomia carotidea, según las conclusiones del estudio NASCET (The North American Symptomatic Carotid Endarterectomy Trial),[37] tiene un mayor beneficio en ictus previo; en el estudio ACAS (Asymptomatic Carotid Atherosclerosis Study), se menciona que la mortalidad/ictus a 30 días con endarterectomia fue menor que con manejo médico 2.3% (Neurology 2005). El estudio CAVATAS (Endarterectomía carotídea vs Angioplastía y Stent), no recomienda manejo endovascular que reemplace a la endarterectomía en pacientes sintomáticos (Vasc Endovasc Surg 2006), es decir, el *estándar de oro*

16

Bizueto-Rosas H y cols.

en la enfermedad carotidea ateroesclerosa, es la endarterectomia.[38] De tal forma que la endarterectomía carotídea (EAC) en pacientes de alto riesgo u octagenarios, no obstante que la mortalidad postoperatoria es mayor a partir de los 75 años de edad (OR: 1,36; con un índice de confianza (IC) del 95%: 1,07-1,68; p = 0,02) y de los 80 años de edad (OR: 1,80; IC 95%: 1,26-2,45; p < 0,001),[39] en la era actual mejora los resultados a la colocación de stent carotídeo, por lo que debe ofrecerse como tratamiento de elección para este tipo de pacientes (Hobson RW, 2004). Insistimos, ya está demostrado en los dos principales estudios que comparan el manejo medico versus endarterectomía quirúrgica en donde se demuestra una importante reducción del riesgo de accidente vascular cerebral a favor del tratamiento quirúrgico en pacientes seleccionados. [40,41]

El realizar una endarterectomia amplia, dos líneas de sutura o angioplastia conlleva un tiempo de pinzamiento mayor con los riesgos de deterioro neurológico, trombosis arterial o del parche, embolismo o en el menor de los casos, infección. Además sin olvidar que ocupamos un lugar preponderante en diabetes, obesidad, hipertensión arterial, tabaquismo que son causas de reestenosis.

Por lo que al realizar una técnica en la cual se lleve a cabo una sola anastomosis, con mínimas o sin superficies anfractuosas susceptibles de trombosis y de hiperplasia miointimal, sin sacrificar vías colaterales de irrigación cerebral, menos tiempo de pinzamiento y menor riesgo de infección, se busca mejorar los resultados evitando dichos factores de riesgo para la reestenosis carotidea.

El tiempo de pinzamiento de la circulación cerebral en el paciente quirúrgico ideal es menor o igual a 20 minutos, con un rango de 10 a 28.4 ±8.5 minutos. [25]

Flujo sanguineo cerebral (FSC):

Suministro de sangre al cerebro en un momento dado.

17

Bizueto-Rosas H y cols.

El flujo sanguíneo cerebral en pacientes mayores de 80 años de edad es de 25ml/100g de tejido cerebral/minuto (cuadro 1), sin embargo, es de suma importancia contar en las unidades médicas, de un neuroanestesiologo o un anestesiólogo cardiovascular, para minimizar los posibles daños de la isquemia cerebral.

Flujo sanguíneo cerebral (FSC)	ml / 100 g tejido. / min.
Niños prematuros	30 - 40
Lactantes y preescolares	60 - 100
Adultos	50
Ancianos > 80 a.	25

Cuadro 1.   Cottrell JE, Lei, Kass, Young WI. *Neuroanesthesia* pp 1-5.

A lo anterior hay que aclarar que generalmente en nuestras unidades médicas, no contamos con dichos especialistas, por lo que reducir el tiempo de pinzamiento es de vital importancia.

Por otro lado existen reportes de reestenosis carotidea post-endarterectomia que van del 1 hasta el 40% con un promedio del 6%.

La reestenosis es menos frecuente con la técnica de Cooley, que oscila entre el 0.3 al 1.9% y a cuatro años el riesgo estimado de reestenosis fue del 3.6%, [2] además esta técnica permite corregir las elongaciones y los bucles asociados de la carótida interna.

Ante la necesidad de realizar técnicas quirúrgicas abiertas más sencillas en la enfermedad ateroesclerosa extracreaneana ya que actualmente encontramos ciertos inconvenientes técnicos y hemodinámicos en las técnicas actuales, hay que desarrollar o implementar técnicas que simplifiquen la endarterectomia carotidea.

Transposicion carotidea. Neurocirujano Raul Carrea.

Bizueto-Rosas H y cols.

Ya desde la década de los 50's, Fisher en un paciente con oclusión de la arteria carótida interna, había sugerido el realizar un bypass de la porción ocluida de la carótida interna con la arteria carótida externa o una de sus ramas; en Argentina, en el departamento de neurocirugía del Instituto de cirugía experimental, Raúl Carrea neurocirujano, quien ya había operado previamente a dos pacientes con trombosis espontanea (a uno, le resecó la bifuración carotidea y al otro le extirpó la carótida interna enferma, mas la realización de simpatectomía cervical a ambos pacientes) analizando el trabajo de Fisher y los de Johson y Walker, [42] realizó la primera reconstrucción carotidea, que se podría considerar como **La primera técnica simple**, sin embargo, no se puede establecer con exactitud, si incluia la ablación parcial de la placa aterosclerótica y anastomosis término-terminal de la porción proximal de la carótida externa a la porción distal de la carótida interna, o si su técnica consistía en la transposición de la arteria carótida externa, una vez ligadas y seccionadas sus ramas colaterales, a la arteria carótida interna, de tal manera que solo realizaba una sola anastomosis arterial, puesto que algunos artículos dicen que realizo ablación parcial de la placa de ateroma y otros que realizó el puenteo. (Figura 4) Talvez lo hizo para disminuir el tiempo quirúrgico o a lo mejor por la mala calidad de los vasos debido a la ateroesclerosis y dificultad para realizar la endarterectomia o simplemente por indicación quirúrgica puesto que el título de su artículo dice "*trombosis espontanea.*" [43]

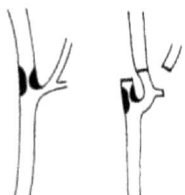

Figura 4. Carrea, et al., 1951. *Journal of Vasc Surg* 2001.

También la bibliografía menciona como antecedente de una técnica que se puede considerar como simple

Bizueto-Rosas H y cols.

la realizada en 1954 en el St Mary's Hospital por Eascott et al en una paciente de 66 años de edad que

sufría de ataques isquémicos transitorios, caracterizados por amaurosis fugaz, hemiparesia derecha, afasia;

se le realizó una arteriografía carotidea por punción directa que reveló obstrucción ateromatosa del origen

de la arteria carótida interna. La paciente fue sometida a hipotermia externa a 28°C, seguida por resección

"segmentaria y anastomosis término-terminal" de la carótida interna, que se entiende, que resecó la

porción enferma por placas de ateroma de la carótida interna, para obviar realizar la endarterectomía, o a

lo mejor, no era susceptible de realizar la extracción de la placa de ateroma por el estado inflamatorio

severo de la carótida interna, y además seguramente también tenían cierto grado de elongación las arterias,

para permitirle realizar una anastomosis término-terminal o bien, era demasiado corto el segmento

lesionado. [44]   (Figura 5)

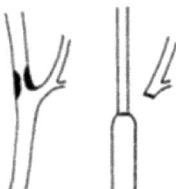

Figura 5. Eastcott, et al, 1954. *Journal of Vasc Surg* 2001.

Reimplante de carótida interna. Harrison & Dávalos

Entre las técnicas existentes, cabe resaltar las que podrían estar mas relacionadas con la eliminación de

la lesión de ateroesclerosis y que se pueden considerar como simples; tenemos una que consiste en el

reimplante de la arteria carótida interna en la común por debajo de su origen; es simple, pero con un muñón

remanente que ocasiona flujo turbulento (E). Otra, con anastomosis termino-terminal de la carótida

Bizueto-Rosas H y cols.

interna con la común, sacrifica la circulación colateral de la carótida externa (D). (Figura 6)

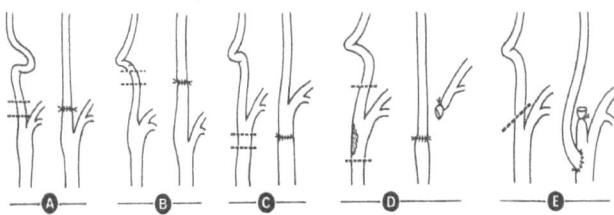

Figura 6. Varios tipos de acodamientos de la arteria carótida interna y los procedimientos de reconstrucción. Harrison and Dávalos.

En la realización de la endarterectomia carotidea es muy importante la disección de la placa de ateroma, el cómo disecamos la placa, puesto que la lesión de las capas de los vasos y la estenosis residual, influyen directamente sobre la hiperplasia miointimal;[45] el tiempo quirúrgico de disección de los vasos ya sea por el riesgo de infección y sobretodo, el tiempo de pinzamiento durante la endarterectomia y la plastia. Todos estos son factores de riesgo para que se presente trombosis del vaso o reestenosis.

Nuestros objetivos del estudio fueron determinar la efectividad de la técnica de resección y reimplante de la carótida interna en la bifurcación carotidea en pacientes con dolicidad de la arteria carótida interna con ateroesclerosis en su tercio proximal y de la bifurcación carotidea (Imagen 1), evitando la presencia de zonas cruentas amplias y con una sola línea de sutura. Simplificar el manejo quirúrgico de la enfermedad ateroesclerosa carotidea y determinar si existe compromiso neurológico o hemodinámico en la resección del seno carotideo.

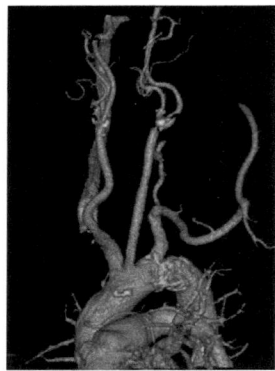

Imagen 1. Angiotomografía de troncos supraaorticos demostrando dolicidad arterial y ateroesclerosis de la bifurcación carotidea y carótida interna.

Bizueto-Rosas H y cols.

Material y métodos.

Se realizó un estudio retrospectivo, observacional, descriptivo, transversal de cohorte en el servicio de Angiología y Cirugía Vascular del Hospital de Especialidades Centro Médico Nacional La Raza de marzo del 2012 a febrero del 2015 en el que se incluyeron 22 pacientes con dolicidad de la carótida interna y/o carótida común, lesión ateroesclerosa de la carótida interna y/o de la bifurcación carotidea a los que se les realizó la técnica simple, con la revisión de los expedientes clínicos y radiológicos, en búsqueda de complicaciones durante y después de la cirugía; tiempo de pinzamiento, hematomas, infección y reestenosis. Se realizó una segunda evaluación a los 3 meses en búsqueda de secuelas neurológicas o compromiso hemodinámico y una 3ª entrevista a los 6 meses buscando síntomas o signos de compromiso neurovascular o reestenosis.

El análisis de datos se realizó con medidas de tendencia central.

Resultados.

Se sometieron a procedimiento quirúrgico 22 pacientes; 17 (77.27%) del sexo masculino y 5 (22.72%) femeninos, con una relación hombre-mujer 3.4:1. La edad mínima fue de 58 años y la máxima de 88 años con una edad media de 73 años. Las patologías concomitantes más frecuentes fueron hipertensión arterial en 20 pacientes (90%), tabaquismo 10 (45%), dislipidemia en 15 (68%), diabetes mellitus 8 (36%).

De los 22 pacientes, en 19 la placa de ateroma involucraba la bifurcación carotidea con extensión a la carótida externa e interna y solo en tres pacientes, comprometía únicamente a carótida interna. Mediante una transección oblicua en el origen de la carótida interna y en algunos casos ligeramente más inclinada en la bifurcación carotidea cuando la placa de ateroma se extendía más en la carótida común y externa, se realizaron 19 endarterectomías carotídeas de la común y externa unilaterales con resección de la elongación y del segmento comprometido por lesión ateromatosa de la carótida interna en 22 pacientes y en 3, resección conjuntamente de la dolicidad de la carótida común. En 3 pacientes con enfermedad ateromatosa confinada a la carótida interna, se resecó la lesión. La reanastomosis de la interna a la común en la bifurcación carotidea, se realizó con sutura polipropileno cardiovascular 5/0 ó 6/0 dependiendo de los vasos, en parachute (Figura 7).

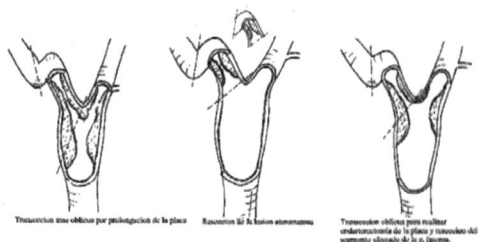

Figura 7. *Tecnica simple:* reseccion de dolicidad y reanastomosis termino-terminal

24

Bizueto-Rosas H y cols.

Los porcentajes de estenosis carotídea por la placa de ateroma estuvieron en el rango del 65 al 90%. Seis pacientes con porcentaje de estenosis no significativo y elongación arterial, se intervinieron por presentar hipoperfusión cerebral, demostrada por SPECT. El tiempo de pinzamiento oscilo entre 8 a 22 minutos, con un promedio de 14 minutos. Tabla 1.

Tabla 1	Técnica simple	
Total Pacientes	22	
Hombres	17	77%
Mujeres	5	23%
Edad Mínima	58	
Edad Máxima	88	
Edad Promedio	73	
Tiempo de Pinzamiento Mínimo	8	
Tiempo de Pinzamiento Máximo	22	
Tiempo de Pinzamiento Promedio	14	
Infecciones	0	0%
Reestenosis	0	0%
Hematomas	1	5%
EVC	0	0%
Muertes	0	0%

No tuvimos complicaciones posquirúrgicas inmediatas de la endarterectomía carotídea, solo en un paciente se tuvo que rehacer la anastomosis de la arteria carótida interna por dificultad en el ángulo de la bifurcación, que ocasiono estenosis residual del 50% en la anastomosis, con un tiempo de pinzamiento de 22 minutos. Todos los pacientes cursaron sin complicaciones en la fase temprana, sin datos de síndrome de falla de barorreceptor en el seguimiento a 3 y 6 meses.

Dos pacientes fueron reenviados de su hospital general de zona con diagnóstico de reestenosis, uno a los 18 y otro a los 30 meses de la cirugía, descartándose por US-Doppler en uno y en otro por arteriografía.

Bizueto-Rosas H y cols.

Discusión.

La enfermedad carotidea ateroesclerótica y las elongaciones arteriales aumentan en frecuencia a medida que se incrementa la edad, primordialmente en pacientes de sexo masculino.

La cirugía arterial en especial la carotidea extracraneal, tiene factores de riesgo de reestenosis claramente establecidos como son el sexo femenino, tabaquismo, hipertensión arterial, dislipidemia, diabetes mellitus, hiperplasia miointimal, número de anastomosis y tipo de plastia arterial. También se ha mencionado como causa de reestenosis, el tiempo de pinzamiento, seguramente por el traumatismo mecánico. [1]

Durante la endarterectomia o por el clampeo, se ocasiona daño intimal por traumatismo directo o mecánico, ocasionando la exposición del colágeno y otras proteínas endoteliales, que estimulan la agregabilidad y la adhesividad plaquetaria. Posteriormente en la etapa de reparación endotelial, se presenta un importante infiltrado celular del trombo parietal, proliferación y migración de células del músculo liso. La exacerbación de este proceso se denomina hiperplasia neointimal, siendo esta la causa principal de reestenosis en los primeros 30 días.[46]

La reestenosis es un riesgo o potenciales complicaciones de la EC, sin embargo, *la reestenosis a largo plazo suele ser consecuencia del inadecuado control de los factores de riesgo.*[10]

La reestenosis que se considera sobretodo en pacientes diabéticos o con factores de riesgo, como la mayor complicación que se puede presentar por hiperplasia miointimal.

La reestenosis se define como el desarrollo de un nuevo estrechamiento arterial en un sitio previo de remoción o dilatación de una placa aterosclerótica,[24] en el que se suscita un fenómeno de cicatrización precoz (proliferación celular y remodelado) que se inicia durante las primeras 24 horas; tiene su mayor crecimiento entre el primer y tercer mes, alcanzando posteriormente una meseta hasta los 6 primeros meses.

Actualmente, se cree que los dos principales componentes que contribuyen al desarrollo de reestenosis son la constricción crónica del vaso (remodelado) y la hiperplasia intimal por la proliferación celular. [45,47] (Figura 8)

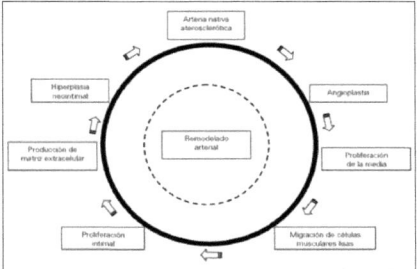

Figura 8. Ciclo de la reestenosis. González-Fajardo JA, et al. *Angiología* 2007.

Hiperplasia miointimal (HMI).

Hiperplasia miointimal. Es un proceso proliferativo benigno de la intima de los vasos sanguíneos, que resulta de injurias sobre la pared vascular que determinan daño endotelial.

Es la principal complicación luego de *cualquier* intervención vascular, en la cual se han utilizado numerosas estrategias, con resultados discordantes.[45]

La hiperplasia miointimal es una respuesta proliferativa *hipercelular*, constituida por células inflamatorias (linfocitos, polimorfonucleares y macrófagos), células musculares lisas, colágeno y proteínas. Se trata de lesiones hipercelulares a diferencia de las estenosis primarias que son *hipocelulares*, con gran componente de colágeno y matriz intersticial.[48]

Al realizar cualquier tipo de angioplastia, se produce una lesión en la íntima arterial con la subsecuente exposición de las fibras de colágeno, que expuestas al torrente sanguíneo, desencadenan los fenómenos de adherencia y agregación plaquetaria. Posteriormente, las plaquetas liberan factores de crecimiento que estimulan la migración y proliferación de células musculares lisas desde la media hacia la íntima. Por otro lado, el endotelio lesionado desencadena una respuesta inflamatoria que incluye el atrapamiento de macrófagos en la región de la plastía.[47] Los macrófagos liberan factores de crecimiento, citocinas y metaloproteinasas favoreciendo el proceso de proliferación celular, habiéndose demostrado una **correlación significativa** entre el grado de inflamación y el desarrollo de hiperplasia, lo que soporta el papel crucial de la activación de células inflamatorias en el proceso de reestenosis.[48] Finalmente, las células musculares lisas se transforman en secretoras de proteoglicanos dando lugar a una síntesis excesiva de matriz extracelular, que tiene como resultado un incremento de la masa neointimal (hiperplasia).

Aun cuando se da por cierto que el concepto clásico de reestenosis sugiere la migración y proliferación de células musculares lisas desde la media, recientes experimentos demuestran la migración y proliferación de miofibroblastos de la adventicia hacia la intima en los primeros días.[48]

Remodelado arterial.

Como ya lo habíamos mencionado, este proceso es el determinante estructural que conduce al estrechamiento de la luz del vaso después de angioplastia. Esto se debe a que al redistribuirse las células y la matriz extracelular, se reorganizan produciendo una retracción.

Se ha postulado también como factor importante para la reducción crónica del área transversal arterial (remodelado patológico), la existencia previa de fibrosis de la pared del vaso, en especial de la adventicia como respuesta a una lesión parietal profunda; muerte celular programada (apoptosis), cambios en la composición de la materia extracelular y en su estructura, respuesta a los cambios del tono vasomotor inducidos por el estrés de cizallamiento. La estenosis residual en presencia de aterosclerosis puede contribuir o ser un factor de riesgo para la reestenosis en algunos pacientes.

Se ha visto que la constricción en los sitios tratados es, en muchos sentidos, similar a la cicatrización de heridas en otros tejidos. [48]

Con el fin de evitar la hiperplasia de la miointima (HMI) en las arterias carotidas, se han empleado medicamentos tales como bloqueadores del canal de calcio como el verapamil, heparina no fraccionada, inhibidores de la ECA, ciclosporina, cilostazol, terapia génica y diversos tipos de parches, sin embargo, la mayoría de los estudios han sido enfocados en el terreno de las arterias coronarias.[49]

Estudios recientes demuestran que el efecto protector del cilostazol contra hiperplasia neointimal puede ser mediado por su acción anti-inflamatoria sobre los leucocitos mononucleares, las acciones de reubicación de las células endoteliales, disminuyendo la expresión de la sialyl Lewis X (SLX) y la de la selectina-E. [50]

La reacción inflamatoria en el tejido vascular es un factor potencial de reestenosis por hiperplasia miointimal después de una inducción de lesión arterial, ya sea por la angioplastia en sí o la colocación del metal (stent) como respuesta a la agresión. Aun cuando el cilostazol es un inhibidor selectivo de la fosfodiesterasa tipo 3 antiplaquetario y vasodilatador, se ha informado de que su acción anti-inflamatoria, acerca de su acción en las mononucleares y hacia el sitio "blanco" en las células endoteliales no esta claro. Este medicamento inhibe la formación neointimal y mejora la función inflamatoria por medio de la inhibición de la expresión del factor sialyl Lewis X (SLX) sobre las células mononucleares y la selectina E en las células endoteliales.[50]

Por lo que su efecto seria disminuir la proliferación de musculo liso y la hiperplasia miointimal ante la lesión endotelial.

Bizueto-Rosas H y cols.

Cilostazol e hiperplasia neointimal

Existen reportes de que el cilostazol inhibe la hiperplasia neointimal, disminuyendo la expresión de algunas de las moléculas de adhesión celular. Se evaluó el efecto sobre la expresión de sialyl Lewis X (SLX, oligosacárido que ante una respuesta inflamatoria facilita la unión de los neutrófilos al endotelio y monocitos a las plaquetas por la P-selectina) en células mononucleares y E-selectina (Las selectinas L,E y P son moléculas de adhesión) sobre las células endoteliales, donde la interacción es el primer paso de la inflamación. El cilostazol ejerce su efecto anti-inflamatorio disminuyendo las acciones SLX y E-selectina (En la inflamación las selectinas L y E median el primer contacto entre los neutrófilos o los monocitos y el endotelio), además de redujo la expresión de algunas de las moléculas de adhesión celular.

Con el fin de evitar la hiperplasia de la miointima carotidea, se han probado diferentes técnicas para inhibir el ciclo celular de fase G1 (presíntesis) a fase sintetizadora de la célula endotelial (S) cuyo paso esta regulado por la familia de factores de trasncripción E2F (E2F es un activador transcripcional que activa los genes necesarios para entrar en la fase S) que ante estímulos mitogénicos inician la secuencia de mitosis. Diferentes estudios han demostrado que al inhibir el ciclo celular en este sitio, se puede prevenir la hiperplasia.

Entre otras técnicas o formas para intentar corregir este proceso de hiperplasia, se han utilizado fármacos que inhiban el ciclo celular en la fase de proliferación de las células musculares lisas. Desafortunadamente, no se ha demostrado ser una solución a este problema, sólo a nivel de las arterias coronarias como lo han demostrado los estudios FIM, RAVEL, TAXUS II, SIRIUS. La rapamicina y paclitaxel, administrados de forma local, han disminuido significativamente la reestenosis, *"pero"* con la utilización de los stents como plataforma de liberación. Por tal motivo, se está investigando el uso de estos fármacos en otros sectores de la anatomía vascular. [51]

Rapamicina

La rapamicina es un antibiótico macrólido inmunosupresor que se utiliza para prevenir el rechazo en los pacientes trasplantados. Se observó una disminución significativa de la hiperplasia neointimal en el grupo tratado con stents liberadores con este medicamento y hasta la no se han reportado efectos adversos.[51]

El paclitaxel es un agente antimicrotubular citotóxico que se usa como antineoplásico; este medicamento actúa al estabilizar los microtúbulos, los cuales desempeñan un papel importante en la proliferación y migración celular. Este medicamento, inhibe específicamente el ciclo celular en la fase de mitosis.[51]

Sin embargo hay que aclarar que la situación en las arterias de los miembros inferiores dista mucho del comportamiento observado en otros sitios arteriales.[51]

Terapia génica y celular vascular (TGV):

La ingeniería genética se inicia por primera vez en los años 50 cuando se transfirieron genes desde bacterias a líneas celulares de mamíferos. El primer trabajo de terapia génica cardiovascular (TGV) lo comunicó Nabel en 1989.[52] Células endoteliales transfectadas con vectores retrovirales que expresaban β-galactosidasa se transfirieron de forma efectiva en arterias ilíacas de cerdos.

La terapia génica vascular se define como la atenuación o sobreexpresión del producto de un gen mediante transferencia de material genético (ácidos nucleicos) al interior de las células somáticas, para obtener un efecto terapéutico beneficioso. Se puede emplear en el campo de la aterosclerosis, tanto en su prevención como en su tratamiento.[52]

Se ha propuesto como una terapia coadyuvante en pacientes con isquemia crónica grave de miembros inferiores que no responden a tratamientos convencionales.

Bizueto-Rosas H y cols.

En su empleo se necesita la presencia de vectores que faciliten la transferencia del material genético a las células diana y que además, estas células tengan accesibilidad de estos vectores es decir, sistemas de liberación. Se necesita un vehículo que permita la introducción del ADN en las células, y aumente la eficiencia e impida su rápida degradación por las nucleasas citoplasmáticas.[53]

El vector ideal debe tener mínima toxicidad local o sistémica, alcanzar un nivel requerido de expresión génica y una duración determinada. En la actualidad, todavía no existe un único vector que cumpla todas estas características.[53]

Existen vectores virales y no virales (ADN en forma de plásmidos o secuencias cortas de ADN que codifican regiones específicas de un gen e impiden la activación de éste).

Uno de los aspectos más importantes en el desarrollo de la transferencia génica como terapéutica cardiovascular es la capacidad para liberar el vector –viral o plásmido– al tejido deseado de una manera segura; es decir, localmente y con especificidad, o sea, liberar el vector en un segmento arterial concreto; pero, además, se necesita un tiempo no corto para realizar la transferencia génica. El inconveniente de este método es que la placa aterosclerótica en sí, actúa como barrera que disminuye la eficiencia de la transferencia génica.

Se ha observado, sin embargo, en modelos experimentales de reestenosis que la liberación en la adventicia puede resultar en niveles equivalentes de efecto biológico, y esta vía de liberación es particularmente atractiva en un futuro. Otros sistemas de liberación intraarterial incluyen el uso de catéteres de doble balón, canal-balón, microporos, hidrogeles e infiltración.[53]

El uso de la ingeniería genética para modificar la respuesta frente a la agresión e inhibir la proliferación de las células musculares lisas, constituye una terapia alternativa muy atractiva.

En 1995 Chang et al.[53] probaron la terapia génica en un modelo animal; consiguieron una reducción del 46% del cociente íntima/media tras denudación carotídea con balón, mediante la regulación del ciclo celular.

También mediante la administración de factor de crecimiento del endotelio vascular (VEGF), se puede acelerar la reendotelización como método para inhibir la proliferación de las células musculares lisas.[53]

Braquiterapia vascular (BTV):

Se ha propuesto el uso de radiaciones ionizantes como medida controladora de la HMI, de la zona dañada susceptible de desarrollarla.[54]

Las radiaciones ensayadas han sido beta y gamma, con la utilización de una gran variedad de isótopos, ya sea con sistemas de irradiación externa con fotones de alta energía, sistemas de liberación con catéter con medios sólidos, líquidos o gaseosos y stents radioactivos.

Las radiaciones gamma han sido las más utilizadas y las que parecen asociarse a mayor beneficio. Sin embargo, necesitan de mayores medidas de protección. Las radiaciones beta requieren simples medidas de protección, pero sus resultados también son más pobres. [54]

Una de las complicaciones contradictorias en la HMI es la llamada 'efecto borde', caracterizado por un estímulo de la HMI en las zonas vecinas a las tratadas,[54] lo que conlleva en algunos estudios una prevalencia del 31%. O bien, la trombosis inducida por la radiación que se presentaba cuando se empezó a utilizar estos métodos, pero que se ha logrado controlar con el empleo de antiagregantes plaquetarios. También se han descrito degeneraciones aneurismáticas y tumorales en las zonas tratadas. Cabe hacer la aclaración, que estos efectos adversos son *dosisdependientes*.[54]

Bizueto-Rosas H y cols.

La experiencia clínica casi únicamente se circunscribe en el territorio coronario con reducciones de las tasas de reestenosis hasta de un 76%. En el segmento femoropopliteo se ha utilizado también con éxito.

Haciendo mención de otras complicaciones de la endarterectomia carotidea, tenemos las posquirúrgicas inmediatas locales como los hematomas que se presentan en un 5.5% y que al realizar una sola anastomosis, se minimiza el riesgo. En cuanto a la infección del sitio quirúrgico, dada la localización anatómica y la importante vascularización, es una complicación poco frecuente, pero a mayor tiempo quirúrgico, aumenta su frecuencia hasta en un 1.9%. [55]

De las complicaciones generales las que se reportan con mayor frecuencia en estudios multicéntricos son los cambios hemodinámicos: hipertensión posquirúrgica (19%)[55] o hipotensión, síndrome de falla de barorreceptor que sería de esperarse por la resección del seno carotideo y que obviamente, si un paciente presenta dolicidad y ateroesclerosis carotidea bilateral, queda excluido de dicho procedimiento en forma bilateral.

Técnicas quirúrgicas

Con respecto a las múltiples técnicas quirúrgicas existentes Coyle KA,[56] describe una técnica en la cual la endarterectomia se realiza a través de una arteriotomia longitudinal, con transección oblicua de la arteria carótida interna en su origen, rotándola a 180 grados antes de la reanastomosis; esta técnica conlleva una línea de sutura mayor tanto por el muñón de la carótida interna como para la reanastomosis en la común, obviamente con mayor riesgo de sangrado, superficies cruentas y turbulencia; las ventajas de esta técnica en relación a la nuestra son que al dejar un muñón de la carótida interna, evitan el ángulo de reinserción de la interna en la bifurcación, que nos representó dificultad técnica en un paciente y que hubo la necesidad de rehacer la anastomosis por estenosis residual. (Figura 9)

Bizueto-Rosas H y cols.

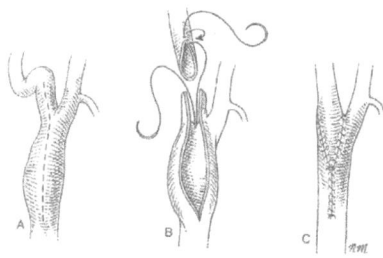

Figura 9.   Coyle et al. *Journal of vascular surgery* 1995. Op ya citada.

Archie [57] describe una variante consistente en acortar el segmento *"endarterectomizado"* redundante con sutura transversal y plicatura.

Con respecto a las técnicas de resección de la elongación de la carótida interna y endarterectomia proximal de esta, los inconvenientes que le vemos, es que entre más distal se realice en la carótida interna, su pared es más delgada y con un diámetro menor y esto condiciona, mayor riesgo de desgarro del vaso y estenosis del mismo. Al igual que la técnica propuesta por el doctor Eric S. Chino,[58] en la que realiza una incisión longitudinal en la carótida interna, para anastomosarla al segmento de la interna y la carótida común en forma de parche y aumentar la luz del vaso; la línea de sutura es extensa y hemos observado que cuando se realiza esta técnica, el ostium de la arteria se estenosa parcialmente. Además que requiere de un tiempo de pinzamiento mucho mayor con la probabilidad de que se tendría que emplearse un shunt con los riesgos que este conlleva. (Figura 10).

Bizueto-Rosas H y cols.

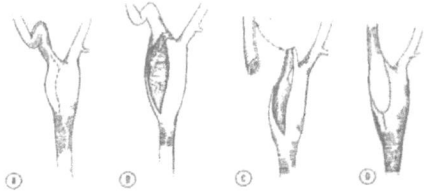

Figura 10. Chino ES. *J Vasc Surg* 1987. Op ya citada.

Por el contrario, una técnica propuesta por el doctor Enzo Ballotta y cols.[59] en la que transecciona la carótida interna en forma de parche de Carrel, para facilitar la reanastomosis, sin embargo, realizan la *"endarterectomia"* de la carótida interna y la reanastomosan en la carótida común por debajo de su nacimiento, lo anterior implica dejar una superficie cruenta en la carótida interna, la plastia del ostium de la interna en la bifurcación y dejar la placa de ateroma en este sitio. (Figura 11)

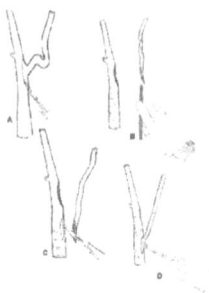

Figura 11. Ballotta y cols. *J Vasc Surg* 2005. Op ya citada.

Las técnicas descritas anteriormente por Harrison y Dávalos que aún se realizan, como son resección del segmento afectado por placas de ateroma en la carótida común con anastomosis termino-terminal de la carótida interna a la común; existe incompatibilidad de calibres y se sacrifica como ya habíamos mencionado antes, vías colaterales de la carótida externa, Otra que consiste en la reanastomosis de la

Bizueto-Rosas H y cols.

carótida interna a la común por debajo de su origen, tiene como inconveniente, las turbulencias que genera el muñón remanente de la carótida interna. Otra entre muchas, antigua y obsoleta actualmente, era la de puentear la lesión ateromatosa de la carótida con injerto sintético, obviamente con alto índice de trombosis, o la de realizar resección de la lesión con interposición de injerto sintético de la carótida común a la interna, que solo se emplearían en caso de lesiones de los vasos.[60]

En la técnica convencional con plastia con parche de vena, la rotura se ha reportado en un 0.7 a 4%,[61,62] por lo que se debe utilizar venas sin defectos en la adventicia, de buena calidad, de un calibre adecuado, pues como lo ha mencionado O'Hara et al., el parche de vena debe de ser mínimo de 5 mm de diámetro y tomado de la región inguinal.[63]

El hecho que se rompa el parche venoso, se debe a como lo mencionaron Archie y Green, a que existe una correlación lineal entre el diámetro venoso y la presión de ruptura de la pared, y que en el radio de mayor curvatura en donde es mayor el stress de la pared, es donde más fácil se rompe.[63,64]

El lecho en donde estaba la lesión de ateroma, es un foco de microembolias demostradas por Doppler transcraneal, ya sea por la superficie cruenta que queda posterior a la endarterectomia y que es factor trombogégico, o por no llevar a cabo una técnica correcta (lavar la zona con dextran, solución heparinizada), por no anticoagular bien el paciente o por el uso de shunt, cuyo uso en ocasiones es técnicamente difícil e incrementa el riesgo de apoplejía y existen reportes de microembolias hasta del 50% con su empleo.[65]

Antitrombóticos antes, durante y después de la endarterectomía carotídea:

Ahora bien, se sabe que la agregabilidad y adhesividad plaquetarias aumentan durante la endarterectomia carotidea (EC), especialmente en el momento del clampeo y desclampeo de la arteria carótida interna vaso de baja resistencia,[66] fenómeno que se potencia por una disminución del efecto antiagregante de la

Bizueto-Rosas H y cols.

aspirina durante la cirugía,[67] detectándose hasta en un 2.7% trombos en el postoperatorio en el lecho quirúrgico.[68]

Independientemente de esta trombosis local, un 5% de los pacientes desarrollan microembolias en las primeras dos horas del posoperatorio, mismas que se pueden detectar con la realización de Doppler transcraneal (DTC).[68]

Otro de los riesgos que se han reportado en algunas de las técnicas convencionales, es el que al realizar la endarterectomia o incluso por la disección excesiva de la adventicia al estar realizando la arteriodisección, se pueden ocasionar tardíamente seudoaneurismas y/o por la hipertensión arterial.[69] La incidencia es rara, va del 0.3 a 0.5 o menos del 1.0%. Esta complicación se puede deber también a la degeneración de la pared arterial o a una infección concomitante por estafilococo o estreptococo, situación infrecuente que se presenta también en menos del 1% de los casos.

Sin embargo, las complicaciones en los procedimientos se deben principalmente a cuestiones metodológicas. Una aproximación relativamente fiable es analizar los reportes bajo el contexto de estudios aleatorizados frente a observacionales.[70, 71]

Si bien es cierto que la tecnica de Cooley en la que nos basamos en nuestra tecnica simple, tiene menos complicaciones, tiene algunos inconvenientes como vemos en la siguiente tabla:

Ventajas y desventajas de la endarterectomía clásica y la endarterectomía por eversión	
Endarterectomía clásica	Endarterectomía por eversión
Ventajas	
Shunt desde el comienzo de la cirugía	Menores tasas de reestenosis
Posibilidad de resolver ateromas distales	No necesidad de parche
Posibilidad de ver siempre el segmento distal intimal	Posibilidad de resección de segmentos redundantes (prevención de kinking)
	Menor tiempo quirúrgico
Desventajas	
Mayor tiempo quirúrgico	Imposibilidad de colocar el shunt hasta que se ha quitado la placa
Predisposición al desarrollo de kinking en el largo plazo (por elongación de la ACI en la cirugía)	El segmento distal intimal puede no ser visualizado
	Riesgo de no detección de flaps intimales
	Dificultad técnica para placas con extensión distal
ACI: arteria carótida interna.	

(*Neurol Arg* **2010**)

Circulación colateral

Y haciendo memoria sobre la técnica de Carrea, de la transposición de carótida externa a la interna, es digno de hacer mención que al seccionar sus ramas y ligar el cabo distal de la arteria, se sacrifican vasos colaterales que al comunicarse con ramas de la carótida interna, suplen la estenosis de esta (de acuerdo a la clasificacon de Bouthillier, la carótida interna se divide en siete segmentos, de los cuales del segmento C2 o Petroso, la Arteria Vidiana (arteria del canal pterigoideo) se anastomosa con la Carótida Externa y la Arteria Carótido-timpánica que irriga el oído medio. En el segmento C4 o Cavernoso existen anastomosis con ramas de la Carótida Externa a través de los forámenes rotundum, spinosum y ovale y, en el segmento C6 u Oftálmico, una de sus ramas importantes, como lo es la arteria oftálmica, la cual tiene extensas anastomosis con la Carótida externa; un ejemplo a través de la arteria angular rama terminal de la carótida externa.[72]) (Figura 12)

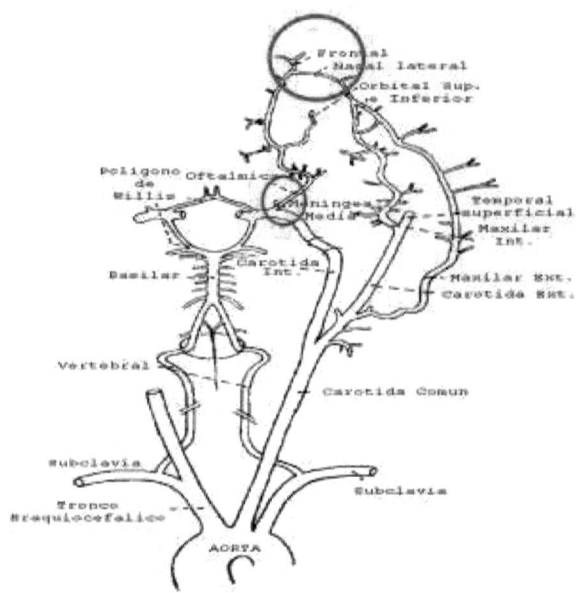

Figura 12. Conexiones de la carótida externa con la carótida interna.

Como dato importante, cabe hacer mención que en otro estudio realizado en nuestra unidad medica, se comparo la técnica que proponemos, con las técnicas habituales y los resultados fueron los siguientes:

De un total de 66 pacientes, 22 de nuestro grupo, se comparó con el segundo grupo 44 pacientes, 26 hombres, 18 mujeres con una edad promedio de 72 años, el tiempo de pinzamiento fue en promedio de 26 minutos, tuvieron la presencia de hematoma del cuello 2 pacientes, disfonía en 1, EVC en 3, reestenosis en 2 pacientes 1 deceso; no hubo infecciones. Tabla 2.

Bizueto-Rosas H y cols.

Tabla 2.	Tecnicas convencionales		
Total Pacientes	44	
Hombres	26	59%
Mujeres	18	41%
Edad Mínima	53	
Edad Máxima	84	
Edad Promedio	72	
Tiempo de Pinzamiento Mínimo	20	
Tiempo de Pinzamiento Máximo	37	
Tiempo de Pinzamiento Promedio	26	
Infecciones	0	0%
Reestenosis	2	5%
Hematomas	2	5%
Disfonía	1	2%
EVC	3	7%
Muertes	1	2%

De acuerdo al análisis estadístico entre los dos grupos, únicamente hubo diferencia estadísticamente

significativa en cuanto al tiempo de pinzamiento, con una p= 0.00. Tabla 3.

Tabla 3.	Diferencias entre la técnica simple y técnicas convencionales		
Variable	Técnica simple	Técnicas convencionales	Significancia
Tiempo de Pinzamiento promedio	14 minutos	26 minutos	p= 0.00
Infecciones	0	0	*
Reestenosis	0	2	p= 0.310
Hematomas	1	2	p=1.00
EVC	0	3	p= 0.210
Muertes	0	1	p= 0 .476

Bizueto-Rosas H y cols.

Conclusiones:

La estenosis carotídea se ha convertido en un importante problema de salud pública. Aunque la endarterectomia carotidea ha demostrado su eficacia en varias décadas, todavía quedan pocas controversias con respecto a los criterios técnicos.[73]

Las tasas de reestenosis y reoclusión son elevadas. Tanto en cirugía convencional como en la endovascular, la hiperplasia miointimal (HMI) es el elemento fisiopatológico común responsable de los fracasos a medio-largo plazo, a modo de reestenosis o reoclusión o progresión de la enfermedad; sin embargo, la HMI se desencadena ante cualquier agresión del vaso sea la angioplastia en sí o la colocación de un stent.[51]

La endarterectomia carotidea es el patrón estándar, universalmente aceptado para la remoción del material ateroesclerótico del interior de la bifurcación carotídea no obstante, la compactación del ateroma mediante angioplastía percutánea y su remodelación estable mediante stenting es una alternativa efectiva en casos seleccionados.[74]

Existen alrededor de ocho estudios principales (LEICESTER, WALLSTENT, CAVATAS, LEXINGTON I y II, SAPPHIRE, EVA-3S y SPACE) que comparan ambas técnicas y no han evidenciado superioridad sobre la endarterectomia carotidea.[75]

Los candidatos a endarterectomia carotidea deben ser evaluados de manera integral para individualizar su tratamiento de acuerdo con sus factores de riesgo y con los objetivos de optimizar los resultados del procedimiento, disminuir la morbilidad y la mortalidad posquirúrgicas y mejorar su pronóstico. Luego entonces un tiempo menor de pinzamiento, eliminar la presencia de superficies cruentas que pueden embolizar o trombosarce y realizar una sola anastomosis con diámetros arteriales iguales o semejantes, reúne los principios básicos para los estándares de anastomosis vasculares.

Bizueto-Rosas H y cols.

Escoger una técnica adecuada, es decisión de cada médico de acuerdo con su experiencia. [76]

La técnica de eversión es más segura en lesiones bien localizadas a la bifurcación carotídea o en presencia de elongaciones o bucles carotídeos, mientras que la convencional tendrá su mejor indicación en los casos que tengan placas de ateroma que se extiendan en la carótida interna y sobre todo que precisen el uso de shunt.[76]

Conflicto de intereses:

No declarados.

Bizueto-Rosas H y cols.

Bibliografia.

1. Malek LA, Malek AK, Leszczynski J, Toutounchi S, Elwertowski M, Spiewak M et al. Carotid clamping time as a risk factor for early restenosis after carotid endarterectomy. *EJVES* 2005; 30: 143-146.

2. Roseborough GS, Perler BA. Carotid Artery Disease: Endarterectomy. In: Cronenwett JL, Johnston KW, editors: Rutherford's Vascular Surgery. 7th ed, Philadelphia: Saunders 2010: p. 2090.

3. Abundes-Velasco A. Stent carotídeo. *Arch Neurocien* (Mex) [online] 2005; 10 (3): 175-184.

4. Guzmán N, Espitia C, Delgado P , Echeverri D , Buitrago L , Jaramillo C. Detección de Chlamydia *pneumoniae* en tejido aórtico humano: amplificación del gen kdtA e hibridación in vitro. *Biomédica* 2005; 25:511-517.

5. Moreno-Alba LA y López-Ortiz FA. Complicaciones posoperatorias en la fase temprana de la endarterectomía carotídea. *Rev Esp Méd Quir* 2014; 19:3-11.

6. Rodríguez-Loureiro JL, Mendoza-Santiesteban E. Endarterectomía carotidea. Instituto de Neurología y Neurocirugía. Programa Nacional para la Prevención y Control de la Enfermedad Cerebrovascular en Cuba, 2000. Jornada Virtual 40 Aniversario de la Fundación del Instituto de Neurología y Neurocirugía. Disponible en: http://cencomed.sld.cu/neuro40/conferencia.htm.

7. Griendling KK, Alexander RW. Endothelial control of the cardiovascular system: recent advances. *FASEB J* 1996; 10: 283-292.

8. Rosenfeld ME. Oxidized LDL affeets multiple atherogenic cellular responses. *Circulation* 1991; 83: 2137-2140.

Bizueto-Rosas H y cols.

9. Badimon JJ, Ibáñez B, Cimmino G. Genesis and dynamics of atherosclerotic lesions: implications for early detection. *Cerebrovasc Dis* 2009; 27 Suppl 1:38-47.

10. Sposato LA, Klein F. Enfermedad carotídea aterosclerótica extracraneal. *Neurol Arg* 2010; 3(1):26-53.

11. Lovett JK, Gallagher PJ, Hands LJ, Walton J, Rothwell PM. Histological correlates of carotid plaque surface morphology on lumen contrast imaging. *Circulation* 2004; 110: 2190-2197.

12. Altman R. Risk factors in coronary atheroesclerosis atheroinflammation: the meeting point. *Thromb J* 2003; 1:4

13. Folsom AR, Rosamond WD, Shahar E, Cooper LS, Aleksic N, Nieto FJ. Prospective study of markers of hemostatic function with risk of isquemic stroke. The ateroesclerosis risk in communities (ARIC) study investigators. *Circulation* 1999; 100: 736-742.

14. Kullo IJ, Ballantyne CM. Conditional risk factors for atherosclerosis. *Mayo Clin Proc* 2005; 80: 219-230.

15. Hatsukami TS, Ferguson MS, Beach KW, Gordon D, Detmer P, Burns D, et al. Carotid plaque morphology and clinical events. *Stroke* 1997; 28: 2201-2207.

16. Blann A. and Taberner D. A reliable marker of endothelial cell dysfunction: Does it exist? *Br J Haematol* 1995; 90: 244-288.

17. Ross R. The pathogenesis of atherosclerosis: A perspective for the 1990s. *Nature* 1993; 362: 801-809.

Bizueto-Rosas H y cols.

18. Stary HC, Chandler AB, Glagov S, Guyton JR, Insull W Jr, Rosenfeld ME et al. A definition of initial, fatty streak, and intermediate lesions of atherosclerosis. A report from the Committee on Vascular Lesions of the Council on Arteriosclerosis. American Heart Association. *ATVB* 1994; 14: 840-856.

19. Stary HC, Chandler AB, Dinsmore RE, Fuster V, Glagov S, Insull W, Jr et al. A definition of advanced types of atherosclerotic lesions and a histological classification of atherosclerosis. A report from the Committee on Vascular Lesions of the Council on Arteriosclerosis, American Heart Association. *ATVB* 1995; 15: 1512-1531.

20. Akyildiz A, Speelman L, Gijsen F. Mechanical properties of human atherosclerotic intima tissue. *J of Biomec* 2014; 47: 773-783.

21. Futterman LG, Lemberg L. Novel markers in the acute coronary syndrome: BNP, IL-6, PAPP-A. *Am J Crit Care* 2002; 11: 168-172.

22. Dalager S, Paaske WP, Kristensen LB, Laurberg JM, Falk E. Artery-related differences in atherosclerosis expression: implications for atherogenesis and dynamics in intima-media thickness. *Stroke* 2007. 38: 2698-2705.

23. Herisson F, Heymann MF, Chestiveaux M, Charrier C, Battaglia S, Pilet P, et al. Carotid and femoral atherosclerotic plaques show different morphology. *Atherosclerosis* 2011; 216: 348-354.

24. Guerrero-Ruiz LI, Serrano-Lozano JA, Cossio-Zazueta A, Estrada-Castañeda V y Santana-Rueda RI. Reestenosis y alteraciones hemodinámicas posendarterectomia carotidea. *Rev Mex Ang* 2006; 34(4): 147-152.

Bizueto-Rosas H y cols.

25. Mukerji N, Seetharam K, Prasad KS, Vivar R, Mendelow AD. Carotid endarterectomy – Safe and effective in a Neurosurgeon`s hands: a 25 years single surgeon experience. *World Neurosurgery* 2015; 83(1): 74-79.

26. Cao P, Giordano G, De Rango P, Zannetti S, Chiesa R, Coppi G, et al. Eversion versus conventional carotid endarterectomy: late results of a prospective multicenter randomized trial. *J Vasc Surg* 2000; 31: 19-30.

27. Rerkasem K, Rothwell PM. Systematic review of randomized controlled trials of patch angioplasty versus primary closure and different types of patch during carotid endarterectomy. *Asian J Surg* 2011; 34(1): 32-40.

28. Cooley DA, Al-Naaman YD, Carton CA. Surgical treatment of arteriosclerotic occlusion of common carotid artery. *J Neurosurg* 1956; 13: 500-506.

29. Cho J, Lee KK, Yun W-S, Kim H-K, Hwang Y-H, Huh S. Selective shunt during carotid endarterectomy using routine awake test with respect to a lower shunt rate. *J Korean Surg Soc* 2013; 84(4): 238–244.

30. Sandmann W, Willeke F, Kovenbach R, Benecke R, Godehardt E. To shunt or not to shunt: the definitive answer with a randomized study. In: Veith FJ, editor. *Current critical problems in vascular surgery*. Vol. 5. St Louis, Missouri: Quality Medical Publishing Inc. 1993; 434-440.

31. Lye M, Vargas E, Faragher EB, Davies I, Goddard C. Haemodynamic and neurohumoral responses in elderly patients with postural hypotension. *Eur J Clin Invest* 1990; 20: 90-96.

32. Estañol B, Porras-Betancourt M, Padilla-Leyva MA, Sentíes- Madrid H. Breve historia del reflejo barorreceptor de Claude Bernard a Arthur C. Guyton. *Arch Cardiol Mex* 2011; 81 (Suppl 4): 330-336.

Bizueto-Rosas H y cols.

33. Heesch CM. Acute resetting of carotid sinus baroreceptors II. Possible involvement of electrogenic Na pump. *Am J Physiol* 1984; 247: H833-839.

34. Manning RD, Cowley AW, Coleman TG. Effects of baroreceptor denervation on volume loading hypertension in anephric dogs. *Hypertension* 1985; 7: 562-568.

35. Timmers HJ, Karemaker JM, Wieling W. Marres HA, Folgering HT, Lenders JW. Baroreflex and chemoreflex function alter bilateral carotid body tumor resection. *J Hypertens* 2003; 21: 591-599.

36. Hernández-Seara A. Tratamiento quirúrgico de la estenosis carotidea. *Rev Cubana Angiol Cir Vasc* 2014: 15(2).

37. Faries PL, Chaer RA, Patel S, Lin SC, DeRubertis B and Kent KC. Current management of extracranial carotid artery disease. *Vasc Endovascular Surg* 2006; 40: 165-175.

38. Fink-Josephi G, Gutiérrez-Vogel S. Estado actual del tratamiento quirúrgico de la enfermedad arterial oclusiva carotídea. *Cirujano General* 2005; 27 (1): 64-68.

39. Bond R, Rerkasem K, Cuffe R, Rothwell PM. A systematic review of the associations between age and sex and the operative risks of carotid endarterectomy. *Cerebrovasc Dis* 2005; 20:69-77.

40. Beneficial effect of carotid endarterectomy in symptomatic patients with high–grade carotid stenosis. North American Symptomatic Carotid Endarterectomy Trial Collaborators. *N Engl J Med* 1991; 325:445–450.

41. Endarterectomy for asymptomatic carotid artery stenosis. Executive committee for the asymptomatic carotid atherosclerosis study. *JAMA* 1995; 273:1421–1428.

Bizueto-Rosas H y cols.

42. Johnson HC, Walker AE. The angiographic diagnosis of spontaneous thrombosis of the internal carotid and common carotid arteries. *J Neurosurg* 1951; 8: 631-659.

43. Carrea R, Molins M, Murphy G. Surgical treatment of spontaneous thrombosis of the internal carotid artery in the neck. *Acta Neurol Latinoam* 1955; 1:71-78.

44. Eascott HHG, Pickering GW, Rob CG. Reconstruction of the internal carotid artery in patient with intermittent attacks of hemiplegia. *Lancet* 1954; 2: 994-996.

45. Schwartz SM, deBlois D, O'Brien ER. The intima: soil for atherosclerosis and restenosis. *Circ Res* 1995; 77: 445-465.

46. Chatuverdi S, Yadav JS. The role of antiplatelet therapy in carotid stenting for ischemic stroke prevention. *Stroke* 2006; 37:1572-1577.

47. Heckenkamp J, Gawenda M, Brunkwall J. Vascular restenosis. Basic science and clinical implications. *J Cardiovasc Surg* 2002; 43: 349-357.

48. González-Fajardo JA, Cenizo-Revuelta N, San Norberto-García EM, Vaquero-Puerta C. Factores que influyen en el fracaso de las técnicas endovasculares. *Angiología* 2007; 59 (Supl 2): S115-S119.

49. Wengrovitz M, Selassie LG, Gifford RRM, Thiele BL. Cyclosporine inhibits the development of medial thickening after experimental artery injury. *J Vasc Surg* 1990; 12: 1-7.

50. Takigawa T, Matsumaru Y, Hayakawa M, Nemoto S, Matsumura A. Cilostazol reduces restenosis after carotid artery stenting. *J Vasc Surg* 2010; 51:51-56.

51. Duda SH, Pusich B, Richter G, Landwehr P, Oliva VL, Tielbeek A, et al. Sirolimus-eluting stents for the treatment of obstructive superficial femoral artery disease. *Circulation* 2002; 106: 1505-1509.

Bizueto-Rosas H y cols.

52. Nabel EG, Plautz G, Boyce MF, Stanley JC, Nabel GJ. Recombinant gene expression in vivo within endothelial cells of the arterial wall. *Science* 1989; 244: 1342-1344.

53. Chang MW, Barr E, Lu MM, Barton K, Leiden JM. Adenovirus mediated over expression of the cyclin/cyclin-dependent kinase inhibitor p21 inhibits vascular smoth cell proliferation and neointima formation in the rat carotid artery model of angioplasty. *J Clin Invest* 1995; 96: 2260- 2268.

54. Riambau-Alonso V, García-Madrid C, Saldaña-Montemayor G. Cirugía endovascular del sector femoropoplíteo distal: perspectivas futuras. *Angiología* 2003; 55 (Supl 1): S274-S284

55. Barnett HJ, Taylor DW, Eliasziw M, Fox AJ, Ferguson GG, Haynes RB, et al. Benefit of carotid endarterectomy in patients with symptomatic moderate or severe stenosis. *N Engl J Med* 1998; 339:1415-1425.

56. Coyle KA, Smith III RB, Chapman RL, Salam AA, Dodson TF, Lumsden AB et al. Carotid artery shortening: a safe adjunct to carotid endarterectomy. *J Vasc Surg* 1995; 22:257-263.

57. Archie JP. Carotid endarterectomy with reconstruction techniques tailored to operative findings. *J Vasc Surg* 1993; 17:141-151.

58. Chino ES. A simple method for combined carotid endarterectomy and correction of internal carotid artery kinking. *J Vasc Surg* 1987; 6(2):197-199.

59. Ballotta E, Thiene G, Baracchini C, Ermani M, Militello C, Da Glau G et al. Surgical vs medical treatment for isolated internal carotid artery elongation with coiling or kinking in symptomatic patients: a prospective randomized clinical study. *J Vasc Surg* 2005; 42(5): 838-846.

60. Arnulf G, Sautot J. Pathologie et chirurgie des carótides: Modern technics in surgery. In: Arnulf G, editors; *Vascular Surgery*, Switzerland: Lausanne 1957: Vol. VI, p. 12200-4.

Bizueto-Rosas H y cols.

61. Tawes RL, Jr., Teiman RL. Vein patch rupture after carotid endarterectomy: a survey of the Western Vascular Society Members. *Ann Vasc Surg* 1991; 5:71-73.

62. Riles TS, Lamparello PJ, Giancola G, Imparato AM. Rupture of the vein patch: a rare complication of carotid endarterectomy. *Surgery* 1990; 107: 10-12.

63. O'Hara P, Hertzer NR, Krajewski LP, Beven EG. Saphenous vein patch rupture after carotid endarterectomy. *J Vasc Surg* 1992; 15: 504-509.

64. Archie JP, Green JJ. Saphenous vein rupture pressure, rupture stress, and carotid endarterectomy vein patch reconstruction. *Surgery* 1990; 107: 389-396.

65. Fominaya-Pardo RC, Santos-Rodríguez CA, Cano-Restrepo FA. Endarterectomía carotídea: Resultados perioperatorios y a mediano plazo. Experiencia institucional. *Rev Colomb Cir* 2006; 21(1): 29-38.

66. Robless PA, Tegos TJ, Okonko D, Mansfiedl AO, Nicolaides AN, Mikhailidis DP, et al. Platelet activation during carotid endarterectomy and the antiplatelet effect of dextran 40. *Platelets* 2002; 13: 231-239.

67. Payne DA, Jones CI, Hayes PD, Webster SE, Naylor AR, Goodall AH. Platelet inhibition by aspirin is diminished in patients during carotid surgery: a form of transient aspirin resistance? *Thromb Haemost* 2004; 92:89-96.

68. Lennard N, Smith JL, Gaunt ME, Abbott RJ, London NJ, Bell PR, et al. A policy of quality control assessment reduces the risk of intra-operative stroke during carotid endarterectomy. *EJVES* 1999; 17:234-240.

Bizueto-Rosas H y cols.

69. Branch CL Jr., Davis CH Jr. False aneurysm complicating carotid endarterectomy. *Neurosurgery* 1986; 19: 421-425.

70. Young B, Moore WS, Robertson JT, Toole JF, Ernst CB, Cohen SN, et al. An analysis of perioperative surgical mortality and morbidity in the Asymptomatic Carotid Atherosclerosis Study. *Stroke* 1996; 27:2216-2224.

71. Press MJ, Chassin MR, Wang J, Tuhrim S, Halm EA. Predicting medical and surgical complications of carotid endarterectomy. Comparing the risk indexes. *Arch Intern Med* 2006; 166: 914-920.

72. Bouthillier A, Van Loveren HR, Keller JT. Segments of the internal carotid artery: a new classification. *Neurosurgery* 1996; 38(3):425-432.

73. Grenon M, Sidhu RS. Carotid Revascularization: Carotid Endarterectomy. In: Saw J, editor. *Contemporary Cardiology*. Humana Press, Springer Scienc 2009. p 21-36.

74. BonamigoI TP, Lucas ML. Critical analysis of indications and outcomes of surgical treatment for carotid disease. Review article, Brazil: Porto Alegre Vascular Surgery Service 2007. Disponible en: www.jvascbr.com.br/07-06-04/pdf.

75. Valdés F, Krämer A, Mariné L, Mertens R. Intervenciones Terapeuticas en Ateroesclerosis Carotidea Extracraneana. Cirugía Vascular y Endovascular. Departamento de Enfermedades Cardiovasculares. Facultad de Medicina, Pontificia Universidad Católica de Chile. Disponible en: http://medicina.uc.cl/docman/doc-download/754.

76. Hernández-Seara A, Cabrera Zamora JL, Viña-Cisneros H, Hondares-Guzmán MC, Rodríguez-Álvarez VM. Endarterectomía carotídea por eversión. Estudio comparativo con la técnica convencional. *Rev Cubana Angiol Cir Vasc* 2007; 8(1).

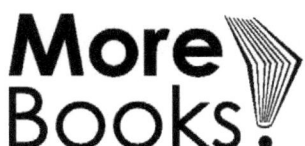
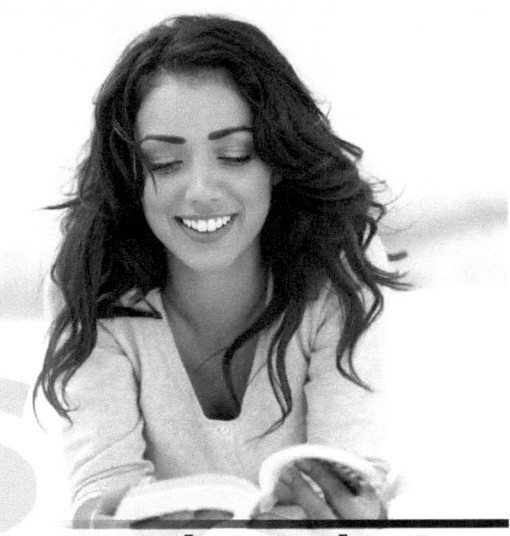
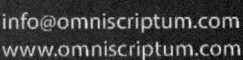 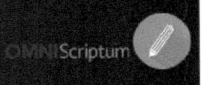

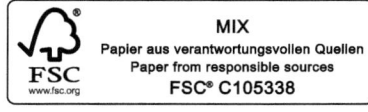

Printed by Books on Demand GmbH, Norderstedt / Germany